Diabetes Ratgeber

Wie Sie die Ursachen Ihrer Erkrankung leicht verstehen, nachhaltig Symptome lindern und Ihre Lebensqualität sofort steigern

inkl. persönlichem Erfahrungsbericht

Johannes Dietrich

INHALT

Das erwartet Sie in diesem Buch

Haben Sie schon öfter gehört, dass Ihnen jemand gesagt hat, er habe Diabetes? Und wie oft haben Sie sich schon die Frage gestellt, was genau Diabetes überhaupt ist? Umgangssprachlich wird sie auch „die Zuckerkrankheit" genannt, doch was hat sie wirklich mit Zucker zu tun? Leben Menschen mit Diabetes eingeschränkter, weil sie nicht alles essen dürfen?

Und hat jeder dieselbe Form von Diabetes? Besteht die Möglichkeit, wieder von Diabetes geheilt zu werden, oder ist es eine chronische Erkrankung? Mit all diesen Fragen werden wir uns in diesem Buch beschäftigen. Es wird Dinge geben, die Sie sicherlich schon einmal gehört oder gelesen haben, und es wird Dinge geben, von denen Sie noch nie etwas gehört haben. Aber warum haben Sie davon noch nichts gehört? Warum wird so wenig Aufklärungsarbeit über Diabetes gemacht, obwohl doch viele Menschen daran erkrankt sind oder aber in Zukunft noch daran erkranken werden? Wir werden uns auch damit beschäftigen, wie sich Diabetes im Laufe der Jahre verändert hat. Ich hoffe, ich kann Ihnen einen guten Einblick in die Erkrankung, die Symptome und die Folgen geben. Zum Schluss werde ich Ihnen noch von meinem Leben mit Diabetes berichten, denn ja, auch ich bin betroffen von dieser Krankheit.

Sie werden in diesem Buch von Selbsterfahrung bis hin zu medizinischen Studien alles erfahren, was ich über diese Erkrankung weiß, und ich hoffe, dass ich es Ihnen, so gut es mir möglich ist, näherbringen kann. Diabetes – die Erkrankung, über die keine Aufklärungsarbeit geleistet wird.

Diabetes

WAS IST DIABETES ÜBERHAUPT FÜR EINE ERKRANKUNG?

Diabetes mellitus ist eine chronische Autoimmunerkrankung. Es besteht eine Erkrankung der Pankreas, also der Bauchspeicheldrüse. Diese Störung des Kohlenhydratstoffwechsels führt zu einer chronischen Überzuckerung des Blutzuckerwertes.

In der Bauchspeicheldrüse wird körpereigenes Insulin produziert und abgegeben, sobald Kohlenhydrate zu sich genommen werden. Bei dieser Stoffwechselstörung kommt es zu einem Ganzen oder teilweisen Mangel an körpereigenem Insulin.

Was heißt das? Es bedeutet, das Insulin muss dem Körper selbstständig zugeführt werden, doch das ist nicht so einfach, wie es sich anhören mag, denn bekommt der Körper zu viel Insulin, also eine sogenannte Überdosis, wird das fatale Folgen für den Menschen haben. Haben Sie gerade etwas zu essen in Ihrer Nähe oder etwas anderes zu trinken außer Wasser? Wenn ja, schauen Sie bitte einmal auf der Rückseite der Verpackung oder der Flasche. Dort befindet sich üblicherweise eine Nährwerttabelle. Vielleicht wussten Sie nie so recht etwas damit anzufangen, doch ab jetzt wird es für Sie einen Sinn machen. Mit einer Nährwerttabelle müssen seit Dezember 2016 alle Lebensmittel gekennzeichnet sein, die Kohlenhydrate enthalten.

Das ist nicht nur für Menschen mit einer ausgewogenen Ernährung wichtig, sondern vor allem auch für Diabetiker! Tatsächlich erleichtert das einem Diabetiker ungemein, die richtige Insulineinheit zu berechnen. Schauen Sie sich einmal die Spalte mit den Kohlenhydraten an. Viele Hersteller portionieren diese Angaben bereits. Dies steht meistens an der zweiten Stelle in der Tabelle, an der ersten stehen die Gramm Kohlenhydrate für 100 gr. oder für 100 ml. Hat ein Typ-1-Diabetiker eine Insulinpumpentherapie, berechnet er meistens nach KE, also nach Kohlenhydrateinheit.

Diese kann er ganz einfach von der Verpackung ablesen, in das Gerät der Insulinpumpe eingeben

und schon wird ihm die richtige Menge des Insulin-
bedarfs angezeigt und gespritzt. Typ-1-Diabetiker
und Insulinpumpe? Bevor Sie sich jetzt fragen, ob Sie
etwas überlesen haben, nein das haben Sie nicht.
Diese Dinge werde ich Ihnen in einem anderen Kapitel noch einmal näher erklären, denn Diabetes ist
tatsächlich eine sehr komplexe Erkrankung. Diabetiker, die keine Insulinpumpentherapie bekommen,
sondern mit einem sogenannten Pen spritzen, berechnen oft noch die BE, also die Broteinheit. Ein
Stück Weißbrot (25 gr.) enthält genau eine BE, daher
auch der Name. Kohlenhydrate lassen den Blutzu-
ckerspiegel ansteigen, also überzuckern. Daher müssen Diabetiker diese KE oder BE berechnen und den
Insulinbedarf für die Mahlzeit abstimmen. Aber warum muss man den Insulinbedarf so genau berechnen?

Das ist natürlich eine berechtigte Frage, wenn
man sich mit dieser Erkrankung noch nicht genau
befasst hat. Denn auch eine Unterzuckerung, also zu
viel Insulin, kann genauso wie eine Überzuckerung
für den Menschen sehr gefährlich werden. Eine Unterzuckerung verhält sich allerdings bei jedem Menschen anders. Vielleicht kennen Sie das sogar. Sie
hatten einen stressigen Tag und haben eigentlich
noch gar nicht so wirklich etwas gegessen oder aber

nichts mit vielen Kohlenhydraten zu sich genommen. Jetzt merken Sie, dass sie irgendwie weiche Knie bekommen und leichte Kreislaufprobleme haben. Und genau das sind Anzeichen einer Unterzuckerung.

Das Gehirn braucht Glukose, um „richtig zu funktionieren". Ist der Glukosewert (also der Zuckergehalt im Blut) zu gering, werden die ersten Warnsignale geschickt und der Körper weiß dann, dass etwas fehlt. Was genau passiert, wenn ein Diabetiker zu viele Hypoglykämien (Unterzuckerung) und zu viele Hyperglykämien (Überzuckerung) hat? Mit dieser Frage werden wir uns in dem Kapitel der Folgeerkrankungen näher beschäftigen. Ist ein Mensch nicht richtig eingestellt, also bekommt er nicht ausreichend oder zu viel Insulin, kann das auf Dauer verheerende Folgen für den Körper haben. Im Jahr 2019 gab es laut International Diabetes Institute schätzungsweise 463 Millionen Menschen mit Diabetes auf der gesamten Welt.

Das sind 9.3 %. Schätzungen zu Folge wird es im Jahr 2045 ca. 700 Millionen Diabetiker weltweit geben. Eigentlich doch eine recht hohe Zahl, habe ich recht? Doch leider gibt es immer noch sehr wenige präventive Aufklärungsprogamme und zu wenig Werbung, die auf diese Erkrankung aufmerksam machen. Viele Krankenkassen bieten interne Schulungen und Weiterbildungen an. Ebenfalls bieten sie sehr viele Programme für Diabetiker oder für Angehörige an. Leider muss man gezielt danach suchen, um genaue Auskünfte zu bekommen. Aber dieses Thema möchte ich gar nicht so weit anschneiden, denn ich denke, davon kann sich jeder sein eigenes Bild machen.

Im nächsten Kapitel werden wir Diabetes mellitus einmal im Vergleich zu früher und heute sehen. Natürlich hat sich die Medizin weitergebildet und einem Diabetes-Patienten ganz andere Möglichkeiten vorgestellt. Denn so einfach, wie es im Jahr 2020 ist, mit dieser Erkrankung lange zu leben, war es früher nicht.

Diabetes – Früher und heute im Vergleich

N*ichts ist älter als die Medizin von gestern.*
© *Gerhard Kocher*
Wir Menschen werden niemals auslernen. Egal, in welchem Alter, egal, in welchem Thema, wir werden immer weiter lernen im Leben. Der Medizin und Forschung geht es ähnlich. Die Diagnostik und Therapie von Diabetes mellitus hat sich in den letzten Jahren sehr stark verändert. In diesem Kapitel werden wir nun eine kleine Reise durch die

Geschichte der Erkrankung machen. Vielleicht werden wir dadurch einige Dinge besser verstehen oder nachvollziehen können und vielleicht werden wir einige Dinge auch gar nicht glauben wollen.

„Diabetes ist ein furchtbares Leiden, nicht sehr häufig beim Menschen, ein Schmelzen des Fleisches und der Glieder zu Harn ... Das Leben ist kurz, unangenehm und schmerzvoll, der Durst unstillbar, ... und der Tod unausweichlich." – Aretaios von Kappadozien, um 100 n. Chr.

Ein englischer Arzt entdeckte 1675, dass der Urin von Diabetikern „honigsüß" schmeckt, und führte mit seinen Patienten strenge Diäten durch, die ihn erkennen ließen, dass seine Patienten sich kurzweilig besser fühlten. Eine Möglichkeit der Diagnostik war es, den Urin zu schmecken. Doch zu dieser Zeit war es der Medizin noch nicht möglich, die Bauchspeicheldrüse mit Diabetes in Verbindung zu bringen.

Man dachte vorerst, es sei eine Nierenerkrankung, was zu der Annahme führte, dass das Leiden und der Tod für Patienten unausweichlich wären. Erst 1683 entdeckte ein anderer Arzt, dass auch die Bauchspeicheldrüse eine wichtige Rolle zu spielen scheint. Thomas Cowley konnte allerdings erst 1788 einen Zusammenhang erklären. Im 19. Jahrhundert

beschäftigte sich Paul Langerhans mit den Insulinzellen des Körpers und fing an, Diabetes in verschiedene Formen zu unterteilen.

Heute sind diese Zellen bekannt als die „Langerhans'schen Inseln". Im gleichen Jahrhundert haben
zwei deutsche Ärzte Hunden die Pankreas entfernt
und dabei festgestellt, dass die Hunde eine Diabetes-
Erkrankung entwickelten. Die Forschung hat sich
weiterhin mit der Pankreas und den Insulinzellen
beschäftigt und konnte somit einen Zusammenhang
zu dem „blutzuckersenkenden Insulin" und Diabetes
feststellen. Der Name Insulin wurde geboren. In den
nächsten Jahren wurden viele Experimente und For-
schungen durchgeführt und dokumentiert.

In den 1980er Jahren nahm die technische Ent-
wicklung Fahrt auf. Wurde man mit Diabetes diagnostiziert, war es üblich, einen sechswöchigen Krankenhausaufenthalt zu absolvieren, während dem die
Mahlzeiten in kleinen Portionen serviert wurden
und so die passende Insulinmenge bestimmt wurde.
Anders als heute standen zur Kontrolle nur Harnzu-
ckerteststreifen zur Verfügung. Eine selbstständige
Kontrolle zuhause war vor den 80er Jahren nicht
möglich. Ob die Werte passend waren, erfuhr man
bei seinem nächsten Arzttermin.

Schnell stellte man fest, dass Folgeerkrankungen mit nur zwei Spritzen pro Tag verhindert werden konnten, auch wenn sie den Insulinbedarf auf keinen Fall gedeckt haben. Somit wurden Pens auf den Markt gebracht und es wurde eifrig an Insulinpumpen gearbeitet. Das Blutzuckermessen wurde leichter und schneller. Man brauchte nicht mehr so viel Blut, die Geräte wurden immer kleiner und man konnte es direkt über ein Gerät von zuhause aus machen. Und heute? Diese Frage wird wahrscheinlich sehr schnell geklärt sein. Ein Krankenhausaufenthalt nach der Diagnose dauert ca. 2-3 Wochen. Die Essgewohnheiten und auch der Alltag müssen nicht umgestellt werden, denn jeder Patient wird individuell gemeinsam mit seinem Arzt und/oder seinen Eltern auf die Essgewohnheiten und den Alltag eingestellt. Es gibt Pens, Insulinpumpen mit oder ohne Schlauch, Blutzuckersensoren – kompatibel mit jedem Smartphone – und viele andere Hilfsmittel, die ein Leben mit Diabetes einfacher managen lassen. Heutzutage ist ein Leben mit Diabetes kein Kompromiss mehr. Es gibt an jeder Ecke einen Diabetologen oder Diabetesberater, der einem dabei helfen kann, die richtige Einstellung zu finden. Doch dieses kompromisslose Leben mit Diabetes ist nur mit einer guten und ausreichenden Einstellung und einer guten Vorbereitung möglich.

Formen von Diabetes

Wir haben auf den letzten fünf Seiten schon viel Neues über Diabetes erfahren und gelernt. Natürlich gibt es noch einiges mehr zu berichten. Aus diesem Grund werden wir uns hier einmal mit den unterschiedlichen Formen von Diabetes beschäftigen. Nicht alle Formen haben dieselben Ursachen, Behandlungen und Folgen. Unterbewusst haben Sie sogar schon einiges über Diabetes mellitus Typ 1 gelernt, denn viele Fakten und benannte Hilfsmittel sind auf diesen Typ 1 zurückzuführen. Ich werde Ihnen eine kleine

Übersicht erstellen und zu den jeweiligen Formen etwas berichten.

DIABETES MELLITUS TYP 1

Wir wissen nun schon, dass Diabetes eine Erkrankung der Bauchspeicheldrüse ist. Doch durch was entsteht diese Erkrankung? Das kann ich Ihnen leider nicht beantworten, da selbst die Forschung auf diese Frage noch keine Antwort kennt. Oftmals lernt man auch im Fach Biologie in der Schule, dass Diabetes vererbbar ist. Doch ob auch Typ-1-Diabetes eine Erbkrankheit sein könnte, wurde noch nicht zu 100 % bestätigt. Typ-1-Diabetes ist die seltenere Form der Erkrankung und betrifft zurzeit ca. 20.000 Menschen in Deutschland.

Hier produziert die Bauchspeicheldrüse weniger oder gar kein Insulin mehr. Dieses muss dem Körper dann durch Spritzen oder Insulinpumpen regelmäßig zugeführt werden. Typ-1-Diabetes kann man nicht heilen, nur verbessern. Bei Diabetes Typ 1 zerstören Antikörper die insulin-produzierenden Betazellen in der Pankreas. Schuld sind vermutlich Genveränderungen, Infektionen oder andere Faktoren. Menschen erkranken hauptsächlich in der Kindheit oder innerhalb der Jugend an Typ 1.

Daher wird der Typ-1-Diabetes auch juveniler (jugendlicher) Diabetes genannt. Bemerkbar macht sich Diabetes bei dieser Form erst, wenn ca. 80 % der Betazellen zerstört wurden. Durch diese Zerstörung entsteht ein Mangel an dem Hormon Insulin, welches normalerweise dafür zuständig ist, das der im Blut zirkulierende Zucker in die Körperzellen gelangt. Dort dient er als Energielieferant. Wird kein Insulin mehr vom Körper produziert, entsteht also ein Mangel an Insulin und eine Häufung des Zuckers im Körper. Daher wird Diabetes auch umgangssprachlich „die Zuckerkrankheit" genannt. Doch die Frage, warum das eigene Immunsystem diese Betazellen zerstört, konnte leider noch nicht beantwortet werden. Eine Erkrankung an Diabetes Typ 1 kann auch andere Einflussfaktoren haben, doch keiner dieser Faktoren konnte bis jetzt bestätigt werden.

Ich werde Ihnen nun einige dieser Faktoren nennen, aber bitte Sie, immer daran zu denken, dass keine dieser Faktoren bisher bestätigt werden konnte. Laut Forschern kann es nach einer zu kurzen Stillzeit nach der Geburt zu einem Risiko kommen, an Typ 1 zu erkranken. Aber auch eine zu frühe Verwendung von glutenhaltiger Kost oder eine zu frühe Gabe von Kuhmilch könnten mögliche Ursachen sein. In diesem Kapitel habe ich auch bereits erwähnt, dass Infektionskrankheiten bei der Erkrankung eine Rolle spielen könnten. Zu diesen Krankheiten zählen z. B. Masern, Mumps & Röteln oder Coxsackie-Viren.

Nachdem ich Ihnen jetzt einige mögliche Ursachen genannt habe, kommen wir zu den Symptomen einer Typ-1-Erkrankung. Aufgrund des erhöhten Blutzuckerspiegels sind die meisten Menschen mit Typ-1-Diabetes schlanker als Patienten mit Typ-2-Diabetes. Zudem zeigen Typ-1-Erkrankte einen starken Durst (Polydipsie) und infolgedessen eine gesteigerte Urinausscheidung (Polyurie). Die Symptome treten meistens abrupt und plötzlich auf, daher ist es vor allem bei Kleinkindern sehr wichtig, genauer hinzusehen, wenn sie über eine längere Zeitspanne einen erhöhten Durst haben. Auch Übelkeit und Schwindel können mögliche Symptome sein. Müdigkeit, Abgeschlagenheit, Gewichtsverlust und Erbrechen kommen als Symptome vieler Krankheiten vor, doch auch hier ist es wichtig, genauer hinzusehen.

Viele Patienten klagen über einen Aceton-Geruch in der Atemluft. Das erinnert an Nagellackentferner oder an fauliges Obst. Wird mehr Insulin vom Körper gebraucht, wie zum Beispiel nach einer OP oder nach der Einnahme von Kortison, kann sich Diabetes auch schon früher bemerkbar machen. Eine Erhöhung des Blutzuckerspiegels kann bei Betroffenen sogar zu einem Bewusstseinsverlust führen. Hier ist natürlich wichtig, DIREKT einen Notarzt zu rufen. Wurde dem Menschen schon eine Diabetes-Typ-1-Diagnose gestellt, gibt es unterschiedliche Methoden und Ideen, einen fremden Menschen auf diese Erkrankung aufmerksam zu machen.

Denn stellen Sie sich einmal vor, Sie sind Ersthelfer bei einer Person, die auf offener Straße plötzlich das Bewusstsein verliert. Natürlich denken viele zuerst daran, etwas Cola zu holen, um den Kreislauf wieder in Form zu bringen. Jetzt haben Sie allerdings einen Diabetiker vor sich liegen, der aufgrund eines zu hohen Zuckerwertes ohnmächtig wurde, und Sie verabreichen ihm noch mehr Zucker, ohne dass der Körper mit Insulin dagegen arbeiten kann.

Viele Diabetiker tragen ein Armband oder aber etwas in ihrem Geldbeutel, um Ersthelfer und Notarzt den Hinweis auf die Erkrankung geben zu können. Es ist allerdings inzwischen auch weit verbreitet, dass Patienten ein Tattoo am Handgelenk oder Arm tragen, um Menschen in ihrer Umwelt auf die Erkrankung aufmerksam machen zu können.

Um eine genaue Diagnose stellen zu können,

müssen natürlich einige Untersuchungen durchgeführt werden. Besteht bereits ein Verdacht, erhebt der Arzt zu allererst eine Vordiagnose. Dies geschieht, indem er eine Anamnese durchführt, also ein Gespräch zur Krankheitsvorgeschichte. Er wird nach möglichen Vorerkrankungen und Begleiterkrankungen fragen. Fragen bezüglich der Diagnosestellung könnten folgende sein: Fühlen Sie sich oft schwach und zittrig? Besteht ein ungewöhnlich starkes Durstgefühl? Muss die Blase ungewöhnlich oft entleert werden?

Besteht in der Familie eine Diabetes-Erkrankung? Nachdem diese Fragen beantwortet wurden, wird der behandelnde Arzt einen Urintest machen und Ihnen die Ergebnisse mitteilen. Dies kann allerdings einige Tage in Anspruch nehmen, je nach Ausstattung der Praxis oder des Krankenhauses. Als weitere Maßnahme wird der Arzt einen Termin zur Blutabnahme vereinbaren. Aber Vorsicht! Diese Blutabnahme muss nüchtern erfolgen, um ein richtiges Ergebnis bekommen zu können.

Das bedeutet, der Patient darf ca. 8 Stunden vor der Blutabnahme keine Speisen und nur ungesüßte Getränke zu sich nehmen (zum Beispiel Wasser). Es sollte nach Diagnosestellung auf jeden Fall eine Diabetes-Schulung stattfinden, da es sehr wichtig ist, genau über diese Krankheit Bescheid zu wissen. Außerdem kann in diesem Setting auch eine richtige Einstellung der Insulinzufuhr stattfinden. Ob ein Insulin Pen oder eine Insulinpumpe für den Patienten besser ist, kann man zusammen mit dem Arzt klären. Bei einem Insulin Pen wird das Insulin dem Körper eigenständig zugeführt.

Meistens besitzen Menschen mit dieser Therapie zwei Pens. Einer ist bestimmt für das sogenannte Langzeitinsulin, das in den häufigsten Fällen nach dem Aufstehen und vor dem Schlafen gehen verabreicht wird, um dem Körper die nötige Insulinmenge verteilt über den Tag oder die Nacht zu ermöglichen. Mit dem zweiten Pen wird das Kurzzeitinsulin verabreicht. Dieses spritzt man sich 10-15 Minuten vor einer Mahlzeit.

Die Zeitspanne ist variabel, da Speisen und Getränke einen unterschiedlichen Fettanteil haben. Isst man beispielsweise eine Pizza, wird das Insulin ca. 15 Minuten vorher gespritzt, da es in dieser Zeit im Körper wirken und gegen die kommenden Kohlenhydrate arbeiten kann. Besitzt man eine Insulinpumpe, gibt es unterschiedliche Möglichkeiten. Eine und durchaus auch die weitverbreitetste Art der Insulinpumpe ist eine Pumpe mit Schlauch. Diese wird am Bauch oder Oberschenkel angebracht, sodass das

Gerät in einer Hosentasche mitgeführt werden kann. Es gibt je nach Insulinpumpenart verschiedene Möglichkeiten, die Pumpe am Körper anzubringen und selbst zu setzen. Auch der Zeitraum ist unterschiedlich, wie lange eine Pumpe genutzt wird, bevor sie erneuert werden muss. Für Menschen, die eher eine Pumpe tragen möchten, die keinen Schlauch besitzt, gibt es beispielsweise die Omnipod Pumpe. Diese wird an den Körper geklebt und über ein Gerät gesteuert, das einem Smartphone ähnelt. Hierüber wird dann die Menge der Kohlenhydrate angegeben und berechnet, wie viel Insulin man benötigt.

Diese Information wird dann an den Sensor geschickt, der auf der Haut befestigt ist. Durch eine Nadel, die bereits in der Haut sitzt, und einen kleinen Schlauch von Sensor in den Körper wird dann das Insulin abgegeben. Man kann sich den Sensor vorstellen wie eine Art Ei.

Er wird auf die vorher desinfizierte Stelle geklebt und mit Insulin befüllt. In diesem Sensor sitzt ein ganz kleiner Schlauch gemeinsam mit einer kleinen Nadel. Dann gibt man über das Gerät die Information, dass der Sensor gesetzt ist, und innerhalb von 2-5 Sekunden wird dieser Schlauch mit der Nadel in die Haut eingeführt. Dort bleibt der Schlauch dann für die nächsten drei Tage und wird am dritten

Tag gewechselt. Es gibt allerdings auch für Typ 1 und 2 einen Blutzuckersensor.

Dieser wird ähnlich angebracht wie die Omnipod Pumpe und bleibt an dieser Stelle für zwei Wochen. In dieser Zeit kann man mit dem eigenen Smartphone oder einem zweiten Gerät den Blutzucker messen, ohne in den Finger stechen zu müssen.

Nachdem wir uns nun sehr ausführlich mit Diabetes Mellitus Typ 1 beschäftigt haben, gehen wir einmal weiter zu der Form des Typ-2-Diabetes.

DIABETES MELLITUS TYP 2

Beim Diabetes Typ 2 produziert die Bauchspeicheldrüse meist noch eine kleine Menge an Insulin. Die Problematik ergibt sich allerdings daraus, dass Körperzellen mit der Zeit immer unempfindlicher auf das Insulin reagieren. Es kann zu einem Insulinmangel kommen, da die vom Körper vorhandene Insulinmenge nicht mehr ausreicht, um den Zucker in die Zellen zu transportieren. Dieser Insulinmangel kann ebenfalls wie beim Typ-1-Diabetes durch das Spritzen von Insulin reguliert werden.

In der heutigen Zeit spricht die Wissenschaft von der Annahme, dass es nicht nur einzelne Risikofaktoren für eine Erkrankung gibt, sondern mehrere.

Diese werden unterschieden in beeinflussbare und nicht beeinflussbare Risikofaktoren.

Risikofaktoren, die beeinflusst werden können, können bei Beachtung zu einer Vorbeugung der Diabetes Mellitus Typ 2-Erkrankung führen. Auch Typ-1-Patienten können sich Tipps einer Vorbeugung zu Herzen nehmen und so ihre eigene Form besser steuern und das Risiko möglicher Folgeerkrankungen minimieren. Bei Typ-2-Diabetikern ist oft der Lebensstandard ein wichtiger Hinweis auf die Ursache. Denn viele dieser Patienten leiden an Übergewicht oder sind sogar adipös. Im ersten Moment hört es sich vielleicht sehr weit hergeholt an, so etwas wie Übergewicht als Ursache von Diabetes zu sehen, doch das ist sogar eine der häufigsten Ursachen. Der Körper kann mit der Zeit resistent gegen das Insulin werden, da die Fettzellen des Körpers unterschiedliche Botenstoffe abgeben. Hat man einen erhöhten Bauchumfang, gilt das als besonders schädlich, da die Fettzellen im Bauchfett besonders viele Botenstoffe produzieren. Mit Übergewicht geht häufig auch die Ursache durch Bewegungsmangel einher. Ballaststoffarme, zuckerreiche Ernährung und Rauchen können ebenfalls Risikofaktoren für eine entstehende Erkrankung sein. Medikamente, wie zum Beispiel Antidepressiva, die Antibabypille und Blutdrucksenker, werden ebenfalls als Ursache angesehen, da diese den Zuckerstoffwechsel verschlechtern.

Zu den nicht beeinflussbaren Risikofaktoren zählen zum Beispiel Dinge wie die Vererbung, das Alter oder hormonelle Erkrankungen. Forscher kennen inzwischen mehr als 100 Gene, die eine Vererbung des Typ-2-Diabetes begünstigen können. So bekommen Töchter von erkrankten Müttern zum Beispiel zu 80 % auch eine Typ-2-Erkrankung. Als wir von dem Risikofaktor Übergewicht gesprochen haben, haben wir erfahren, dass dies durch eine Resistenz des Insulins entsteht. Dies ist ebenfalls bei zunehmendem Alter der Fall. Die Pankreas schüttet mehr Insulin in die Blutbahn aus, was dazu führt, dass die Wirksamkeit an der Zelloberfläche herabgesetzt wird.

Die Diagnosestellung ist eigentlich sehr ähnlich mit der des Typ-1-Diabetes. Ihr Hausarzt oder ein Facharzt für Endokrinologie macht mit Ihnen einen Termin für ein Anamnesegespräch und stellt Ihnen mehrere Fragen. Diese könnten zum Beispiel lauten: Mussten Sie in letzter Zeit auffällig oft Wasser lassen? Nehmen Sie vermehrt Flüssigkeiten zu sich, aber verspüren immer noch ein großes Durstgefühl? Gibt es jemanden in Ihrer Familie, der an Diabetes

Mellitus Typ 2 leidet? Eine Folgeerscheinung der Di-abetes-Erkrankung kann ein Sensibilitätsverlust sein. Um diesen zu überprüfen, wird Ihr Arzt inner-halb der körperlichen Untersuchung darauf achten, ob Sie feine Berührungen an Händen oder Füßen spüren können. Sollte dies nicht der Fall sein, be-steht bereits eine Nervenschädigung als Folge der Diabetes-Erkrankung. Auch die Sehfähigkeit kann abnehmen durch eine Schädigung der Bauchspei-cheldrüse. Aus diesem Grund ist es wichtig, dass Sie einen Augenarzt aufsuchen und sich auch dort noch einmal untersuchen lassen. Auch hier erfolgt wieder ein Urintest, zur Bestimmung des Zuckergehalts im Urin, und eine Blutabnahme, die ebenfalls nüchtern erfolgen muss.

Die Behandlungsziele bei Typ-1- und Typ-2-Di-abetikern sind eigentlich gleichzusetzen. Bei beiden Therapiemethoden gilt es als Ziel, die erhöhten Blut-zuckerwerte auf ein gesünderes Niveau herabzuset-zen. Bei Typ-2-Diabetikern geschieht dies in einem Stufensystem. Bei Stufe 1 wird eine Diabetes-Schu-lung gemacht und eine Lebensstiländerung vorge-schlagen. Achtet man mehr darauf, was man isst und wie viele Kohlenhydrate man zu sich nimmt, kann man das fehlende Insulin allein durch eine Nah-rungsumstellung bereits ersetzen. Schlägt diese

Methode allerdings nicht an, versucht man es mit Stufe 2. Hier wird ein orales Antidiabetikum verabreicht. Wichtig ist hierbei, dass es nur eins ist. Stufe 2 erfolgt durch die Einnahme von Tabletten. Auf Stufe 3 wird die Therapie fortgesetzt mit zwei verschiedenen Antidiabetika oder mit Insulin, das verabreicht wird. In der letzten Stufe, also Stufe 4, steht die Insulintherapie im Vordergrund und diese wird durch Antidiabetika ergänzt.

Allgemein zu sagen ist noch, dass sowohl bei Typ-1-Patienten als auch bei Typ-2-Patienten regelmäßige Untersuchungen an der Tagesordnung sind. Alle 3 Monate wird dem Patienten Blut abgenommen und der HbA1c-Wert wird bestimmt, also der Blutzuckerwert der letzten 3 Monate. Dieser setzt sich aus allen anderen gemessenen Werten zusammen. Bei Menschen ohne Diabetes liegt dieser Wert bei ca. 6,0 %. Im Zuge einer Therapie bei Diabetikern wird ein Zielwert von 6,5 bis 7,5 % angestrebt. Bei einer Typ-2-Erkrankung gilt generell, dass der Wert des HbA1c-Wertes abhängig von Vor- oder Folgeerkrankungen ist. Hat man zusätzlich zur Diabetes-Erkrankung bereits eine Herzerkrankung, ist auch ein höherer Wert vertretbar. Dies wird allerdings individuell unterschieden.

SCHWANGERSCHAFTSDIABETES

Schwangerschaftsdiabetes wird auch Gestationsdiabetes oder Typ-4-Diabetes genannt. Wie der Name schon wissen lässt, taucht diese Form des Diabetes lediglich in der Schwangerschaft auf. Kommt das Baby zur Welt, verschwindet auch der Schwangerschaftsdiabetes wieder.

Da es in der Schwangerschaft zu einem erhöhten Hormonausschuss kommt, können Zellen innerhalb dieser Zeit resistent gegenüber dem Hormon Insulin werden und das kann dazu führen, dass der Körper der Frau mehr Insulin produzieren muss. Die Bauchspeicheldrüse der Mutter ist in 85 -90 % der Fälle in der Lage, diesen erhöhten Insulinbedarf eigenständig zu regulieren. Bei 5-10 % der Mütter schafft es der Körper jedoch nicht. Daraus resultiert der Schwangerschaftsdiabetes.

Diese Form des Diabetes kann gesundheitliche Folgen für Mutter und Kind haben. Zum Beispiel kann die Mutter während der Schwangerschaft Bluthochdruck entwickeln. Auch eine erhöhte Neigung zu Harnwegsinfektionen kann vorkommen. Für das Kind kann es bedeuten, dass es im Mutterleib zu einem erhöhten Wachstum kommt und die Geburt dadurch schwieriger verläuft. Auch eine Möglichkeit, später eine Typ-2-Erkrankung zu entwickeln, besteht für das ungeborene Kind.

Mögliche Folge-erkrankungen und wie man sie erkennt

Wie wir in den letzten Kapiteln bereits gelernt haben, ist Diabetes Mellitus eine Autoimmunerkrankung. Diese zieht schwere Folgen mit sich, sollte die Einstellung der Werte und der Insulinzufuhr nicht regelmäßig geprüft und überarbeitet werden.

Welche Folgeerkrankungen oder aber Begleiterkrankungen es geben kann, werden wir in diesem

Kapitel erfahren. Natürlich werden wir uns auch einmal damit beschäftigen, wie man diese Erkrankungen erkennen oder mit Diabetes in Zusammenhang bringen kann.

Begleiterkrankungen sind Krankheiten, die im Laufe der Zeit bei fast jedem Diabetiker auftreten werden. Bekommt man Diabetes schon in einem sehr frühen Alter, also im Kindesalter, können bestimmte Dinge schon in der Jugend oder sogar noch früher auftreten. Regelmäßige Augenarzttermine sind sehr wichtig, denn die Augen sind mit das Wichtigste, was der Mensch besitzt, aber leider auch das Empfindlichste.

Die Netzhaut, die über den Augen liegt, kann bei Diabetes-Patienten stark betroffen sein. Jährlich erblinden ungefähr 1700 Diabetiker – fünfmal mehr als Nicht-Diabetiker. Warum ist das so? Es kann bei betroffenen Menschen vorkommen, dass sich die Netzhaut immer weiter ablöst. Dies kann sich bemerkbar machen durch sogenannte Lichtblitze oder durch Rußregen im Sehfeld. Oft bleibt es lange Zeit unbemerkt, denn hohe Blutzuckerwerte tun nicht weh.

Man nennt es auch Diabetische Retinopathie. Es können Sehstörungen in Form von roten Flecken oder einem schwarzen Schleier auftreten. Außerdem kann ein über Jahre schlecht eingestellter

Blutzucker zu einem erhöhten Augeninnendruck (z. B. grüner Star) oder zu einer Linseneintrübung führen. Ebenfalls leiden viele Diabetiker im Laufe der Zeit auch an Epilepsie.

Durch die hohe Konzentration von Blutzucker werden die Gefäßwände geschädigt. Hierbei kann es zu Ablagerungen kommen und die Blutzufuhr wird somit gestört oder verhindert. Folge davon könnte ein Schlaganfall sein. Auch die Blutgefäße am Herzen können von den geschädigten Gefäßwänden betroffen sein. So steigt das Risiko eines drohenden Herzinfarkts. Der Diabetische Fuß ist wohl eine der bekanntesten und häufigsten Folgeerkrankungen. Dieser wird durch die Schädigung der Blutgefäße und Nerven begünstigt.

Druckstellen und Entzündungen oder Verletzungen können lange unbemerkt bleiben, da der Betroffene diese Schmerzen an den Füßen nicht spürt. Das führt dazu, dass sich Bakterien in den Stellen einnisten können und die Immunabwehr zu stark geschwächt ist, um gegen diese drohende Entzündung anzukämpfen. Betroffen können Füße, einzelne Zehen oder sogar der ganze Oberschenkel sein.

Wenn Medikamente an dieser Stelle nicht mehr ausreichen, kann es sogar sein, dass die letzte Möglichkeit die Amputation des betroffenen Körperteils

ist. Auch die Nieren können von dem zu hohen Blutzucker betroffen sein. Wird es nicht frühzeitig er-
kannt und behandelt, kann es Jahre später zu einem
völligen Nierenversagen kommen. Eine Behandlung
der Nieren ist dann nur noch als Dialyse möglich. Ungefähr ein Drittel aller Dialyse-Patienten sind Diabetiker. Wird durch eine Dialyse behandelt, wird das
Blut des Betroffenen außerhalb des Körpers „gefil-
tert". Symptome einer Nierenschädigung können
zum Beispiel Leistungsschwäche, Übelkeit, Erbrechen, Juckreiz, Appetitlosigkeit, Müdigkeit, allgemei-
nes Unwohlsein und Gewichtszunahme sein.

Eine schlechte Einstellung der Blutzuckerwerte
kann viele Schädigungen und Störung im Körper
hervor–rufen. Diese, die ich Ihnen eben vorgestellt
habe, sind Folgeerkrankungen, die am häufigsten
auftreten. Aber auch Erkrankungen der Lunge, der
Leber, der Geschlechtsorgane oder der Zähne können auftreten. Ebenfalls kann Diabetes eine Schädigung beziehungsweise Störung im Gehirn und der
Psyche verursachen, denn oftmals geht eine Diabeteserkrankung mit sehr viel Stress, Depressionen,
Gedächtnis- oder Essstörungen einher.

Diabetikerhund

Es gibt Assistenzhunde für viele Menschen mit Beeinträchtigungen, ob es Menschen mit Sehschwäche sind oder Menschen mit Epilepsie. Der Hund ist in der Medizin ein wichtiger Bestandteil geworden und wird nicht nur als Assistenzhund eingesetzt, sondern auch als bester Freund des Betroffenen.

Menschen, die aufgrund ihrer Erkrankung Probleme haben, ein eigenständiges und sorgenfreies Leben zu führen, haben in einem Assistenzhund eine Vertrauensperson gefunden. Sie wissen, dass sich jemand in ihrer Nähe befindet, der sich um sie sorgt und auf sie aufpasst. Psychologisch betrachtet ist ein Assistenzhund also nicht nur ein „Hilfsmittel", um ein eigenständigeres Leben führen zu können, sondern auch ein wichtiger emotionaler Bestandteil im Leben eines Erkrankten. In diesem Abschnitt werden wir uns damit beschäftigen, was ein Diabetikerwarnhund ist und wie er seinem Herrchen im Umgang mit der Erkrankung helfen kann.

Nicht anders als andere Assistenzhunde werden auch Diabetikerwarnhunde speziell ausgebildet. In der Regel dauert dies 18 bis 24 Monate. Doch ein Hund kann nicht zum Diabetikerwarnhund erzogen, sondern muss als solcher geboren werden. Aus diesem Grund ist das genaue Aussuchen eines Diabetikerwarnhundes sehr wichtig. Ein Diabetikerwarnhund kann Krampfanfälle, Hyperglykämie, Hypoglykämie und Koma frühzeitig verhindern und erkennen. Dadurch werden natürlich auch die Gefahren für mögliche Folgeerkrankungen gelindert, da der Hund eine wichtige Rolle bei der richtigen Einstellung der Blutzuckerwerte spielt.

Die Ausbildung erfolgt vorwiegend in Selbstausbildung und wird von Krankenkassen nicht übernommen. In manchen Fällen gibt es verschiedene Träger, die diese Ausbildung teilweise oder komplett finanzieren. Eine Ausbildung zum Diabetikerwarnhund kostet zwischen 25.000 und 30.000 Euro. Solch eine Ausbildung startete bereits 2003 zum ersten Mal in den USA, erst 2007 war dies auch in Deutschland möglich.

Diabetikerwarnhunde zeigen nicht erst die Unter- oder Überzuckerung an, wenn es schon passiert ist, sondern sie schlagen auch schon Alarm, wenn der Blutzucker, beispielsweise bei einer Hypoglykämie, auf 120 fällt und eine Unterzuckerung in den nächsten Minuten droht. Sind diese Blutzuckerwerte stabil und es droht keine Unterzuckerung, zeigt der Hund dies auch nicht an. Um einer Hyperglykämie frühzeitig entgegenwirken zu können, bemerkt ein gut ausgebildeter Hund bereits bei einem Blutzucker von 170, dass in den nächsten Minuten eine Überzuckerung droht, und er zeigt dem Besitzer dies rechtzeitig an, um entgegenwirken zu können.

Der Hund muss diese Sensibilität aber bereits besitzen, anerziehen kann man sie einem Hund nicht. Eine Art der Warnung kann zum Beispiel ein kleines Anstupsen oder ein Pfote-Auflegen sein. Diese Fähigkeit, den Menschen zu warnen, wird im Training gefördert. Sie wird nicht antrainiert, sondern wurde dem Hund bereits bei der Geburt mitgegeben. Ein Diabetikerwarnhund kann allerdings erlernen, wie er sich zu verhalten hat, falls eine Unter- oder Überzuckerung doch einmal zu einer Bewusstlosigkeit führt.

So kann er beispielsweise beigebracht bekommen, im Falle einer solchen Bewusstlosigkeit das Notfalltelefon zu bestätigen. Auch das Bringen von Kohlenhydraten, also Traubenzucker, Saft, Cola oder Ähnlichem kann der Hund trainiert bekommen. Diese Fähigkeit wendet er dann an, wenn eine Unterzuckerung droht und der Partner nicht frühzeitig reagiert oder gewarnt werden kann. Nicht gewarnt werden kann er beispielsweise im Schlaf. Unterzuckert der Partner des Hundes, während er schläft, wird der Hund davon geweckt und er bringt seinem Partner etwas gegen die Unterzuckerung und weckt ihn. Einfach einen Hund kaufen und ihn als solchen erziehen wollen, ist daher nicht möglich, da jeder Mensch einen individuellen Geruch bei einer Unter- oder Überzuckerung hat und der Hund darauf reagieren muss. Er muss darauf konditioniert werden, und zwar von Anfang an auf seinen Partner abgestimmt, denn jeder Diabetiker reagiert anders auf eine Unterzuckerung. Und je nach Blutzuckerwerteeinstellung kann es auch dazu kommen, dass der Diabetiker selbst eine Unterzuckerung nicht mehr bemerkt.

Hunde sind in unserer Gesellschaft schon sehr akzeptiert, doch auch die Arbeit der Assistenzhunde verlangt einem manchmal noch sehr viel Mut ab.

Denn sollte man einmal an einem Ort sein, der keine Hunde zulässt, sollte man diesen Ort entweder nicht besuchen oder aber dem Chef erklären, weshalb es so wichtig ist, dass der Assistenzhund einen Zugang zu diesem Ort erhält. Immer öfter sind Hunde mit einer „Kenndecke" gekennzeichnet. Dadurch erkennt man direkt, dass es sich hierbei um einen Assistenzhund handelt und es von großer Bedeutung ist, dass er Zugang erhält. Oftmals ist auch die mangelnde gesellschaftliche Aufklärung ein großes Problem solcher Momente. Oder wussten Sie vorher, dass es einen Diabetikerwarnhund gibt? Oder wussten Sie, dass eine Unterzuckerung eines Diabetikers zu solchen Problemen führen kann? Also machen Sie die Menschen in Ihrer Umgebung auf alles aufmerksam, was Sie in diesem Buch gelernt haben, denn auch Sie können einen Teil zur Aufklärung beitragen.

"Ich bin seit 43 Jahren Typ-1-Diabetiker und musste schon mehrmals wiederbelebt werden. Nach meinem letzten Krankenhausaufenthalt erzählte mir die Diabetes–beraterin von Diabetikerhunden. Ich meldete mich beim Deutschen Assistenzhunde-Zentrum, wo mir die Dame sofort kompetent auf all meine Fragen geantwortet hat. Bei der Ausbildung meines Juri half mir eine Trainerin. Die Ausbildung hat mir und Juri sehr viel Spaß gemacht. Seitdem fühle ich

mich wieder sicher und war nicht einmal wieder im Krankenhaus. Danke."

Klaus Venne, gefunden auf der Internet-Seite des Deutschen Assistenzhunde-Zentrums

Gilt Diabetes als Behinderung?

D ie Antwort ist ja. Warum? Das werden wir uns in diesem Kapitel des Buches genauer anschauen. Im Kapitel über die Folgeerkrankungen haben Sie bereits erfahren, dass Diabetes einen sehr langen Rattenschwanz an Erkrankungen und Problemen mit sich ziehen kann.

Da das Immunsystem eines Menschen bei Diabetes geschädigt ist, gilt Diabetes Mellitus als Behinderung. Wenn ein Mensch täglich mindestens vier Insulininjektionen benötigt, gilt er als schwerbehindert. Ob er es mit einem Ausweis offiziell macht oder

nicht, bleibt dem Betroffenen natürlich selbst über-
lassen. Der Grad der Behinderung, also der GdB,
wird in unterschiedliche Stufen eingeteilt. Er kann
zwischen 20 und 100 variieren und wird in 10er
Schritten gestaffelt. Bei einem Menschen mit Diabetes gilt ein GdB von 50. Dafür gelten allerdings vier
Kriterien. Als erstes Kriterium wird beschrieben,
dass der Patient mindestens vier Injektionseinhei-
ten Insulin am Tag benötigt.

Das zweite Kriterium besagt, dass die Blutzu-
ckermessungen und Insulindosierungen dokumentiert werden müssen. Die letzten zwei Merkmale be-
sagen, dass die Insulindosis an Ernährung, Bewe-
gung und Blutzucker individuell auf den Patienten
abgestimmt werden muss und das gravierende Beeinträchtigungen der Lebensführung durch erhebli-
che Einschnitte vorhanden sein müssen. Eine Er-
mittlung des Grades der Behinderung erfolgt durch
einen ärztlichen Gutachter. Einen Schwerbehindertenausweis kann man auf dem Amt beantragen. Geht
der Antrag durch und wird er akzeptiert, bekommt
der Betroffene einen Schwerbehindertenausweis.

Diese Ausweise sehen allerdings nicht alle
gleich aus. Sie sind gestaffelt in verschiedene Farben,
abhängig von der Erkrankung und der Selbststän-
digkeit im Alltag. Besitzt man solch einen Ausweis,

kann dies unterschiedliche Vorteile mit sich ziehen. Allerdings muss man abwägen, ob diese Vorteile einem im Leben wichtig sind und man mit den kritischen Blicken der Gesellschaft umgehen kann. Beispielsweise kann man im Öffentlichen Nahverkehr kostenfreie oder vergünstigte Tickets erwerben. Auch im Arbeitsalltag kann man unterschied–liche Vorteile genießen – der besondere Kündigungsschutz, eine bessere Chance auf Verbeamtung, eine vorzeitige Altersrente oder aber auch Steuerfreibeträge. Schauen wir uns die unterschiedlichen Vorteile doch einmal genauer an. Besonderer Kündigungsschutz, was heißt das überhaupt? Vielleicht haben Sie bereits einmal vom sogenannten Integrationsamt gehört. Dieses spielt bei diesem Punkt eine wichtige Rolle.

Eine Kündigung des Arbeitgebers ist nämlich erst dann rechtskräftig, wenn das zuständige Integrationsamt der Kündigung zugestimmt hat. Als Schwerbehinderter hat man zusätzlich auch Ansprüche auf fünf Urlaubstage mehr, sollte man eine Arbeitsassistenz benötigen oder eine Anpassung des Arbeitsplatzes, so hat man auch dazu eine Chance. Menschen mit einer Schwerbehinderung können nach § 37, 236a SGB XII grundsätzlich mit 65 Jahren in Rente gehen, natürlich ohne Abzug. Allerdings hängen hier die Altersgrenzen aufgrund verschiedener Übergangsregelungen vom Geburtsjahr ab. Mit Abzügen kann eine Person mit Schwerbehindertenausweis bereits bei Vollendung des 61. Lebensjahres in Rente gehen, allerdings werden dann für jeden Monat des Beginns vor Vollendung des 65. Lebensjahres Abschläge in Höhe von 0,3 % fällig.

Doch mit Inklusion sind wir leider noch nicht sehr weit, sodass ein Schwerbehindertenausweis durchaus auch einige Nachteile mit sich ziehen kann, beispielsweise für junge Diabetiker mit Ausweis. Mit einem Schwerbehindertenausweis ist es nicht unbedingt einfach, eine Arbeitsstelle zu finden, auch wenn Arbeitgeber einen gewissen Anteil an „behinderten Arbeitnehmern" jährlich vorweisen müssen. Die Frage nach Art der Behinderung wird oft nicht gestellt, sondern direkt abgestempelt. Kinder und Jugendliche mit einem niedrigen Selbstbewusstsein könnten Schwierigkeiten bekommen, Fuß im Leben zu fassen.

Setzen Sie sich gemeinsam mit Ihrem Kind hin und schreiben Sie sich Vor- und auch Nachteile des Ausweises auf. Wenn Ihr Kind an dieser Entscheidung zweifelt, sollten Sie die Idee des Schwerbehindertenausweises loswerden. Wenn ein Mensch voll leistungsfähig ist, kann es auch zu Minderwertigkeitskomplexen oder Persönlichkeitsproblemen führen. Die Vorteile eines solchen Ausweises mögen erst einmal sehr schön klingen, doch auch die Nachteile sind nicht außer Acht zu lassen. Sollten Sie einen Ausweis für Ihr Kind beantragt haben, stellt das jedoch keine Probleme dar. Ihr Kind kann diesen Ausweis bei sich führen und in den unterschiedlichen Situation selbst entscheiden, ob es ihn zum Einsatz bringen möchte oder lieber nicht.

Wie kann ich meinem Kind als Elternteil das Leben mit Diabetes erleichtern?

Egal, in welchem Alter das eigene Kind eine Erkrankung bekommt und egal, welche Erkrankung es sein mag, ein Schock ist es für die Familie allemal. Der gewohnte Alltag und das Leben müssen umgestellt werden und die Diagnose muss erst einmal verarbeitet werden. Natürlich gibt es Erkrankungen, die schwieriger zu meistern sind als andere, doch wie man Letzten Endes damit umgeht, hängt ganz allein von einem selbst als Mensch ab. Die Unterstützung des Kindes in jeder Lebenslage steht natürlich an erster Stelle. Doch wenn Sie sich als Elternteil, Partner, Bruder oder Schwester die Frage stellen, wie Sie dem Betroffenen helfen können, möchte ich Ihnen nun einige Erfahrungen aus meinem Leben beschreiben.

Eine richtige Einstellung der Blutzuckerwerte ist das A und O einer Diabeteserkrankung, doch auch das soziale Umfeld spielt eine wichtige Rolle. Als Kind war es für mich nicht immer einfach, zu verstehen, warum die Kinder, mit denen ich draußen spielte, einmal eben zwischendurch einen Apfel essen durften oder einen Keks, doch ich nicht. Es wurde auch im Jugendalter zunehmend problematischer, mit meiner Erkrankung umgehen zu können. Ab einem bestimmten Alter werden vor allem junge Mädchen an ihre Grenzen stoßen, denn der Körper verändert sich. Und als wäre das nicht schon genug, verändert sich natürlich auch der Hormonhaushalt und damit auch die benötigte Insulinmenge.

Jede Frau weiß, dass sich der eigene Hormonhaushalt zu bestimmten Zeiten des Zyklus sehr stark verändert und dass es manchmal schwierig sein kann, damit umzugehen. Doch was ist jetzt, wenn ich älter werde? Wenn ich ausprobieren möchte, wie

Alkohol schmeckt? Wie wirkt sich das auf meinen Blutzuckerwert aus? Diese Frage konnte mir noch kein Arzt beantworten, denn es kommt ganz auf den Körper an. Wenn ich mich mit Betroffenen unterhalten habe, sagten die meisten das Gleiche: ausprobieren. Das mag im ersten Moment etwas seltsam klingen, doch tatsächlich gibt es kein Patentrezept dafür. Verschiedene Getränke ausprobieren und warten, wie sich der Blutzucker verändert. Wichtig ist es hierbei, die Veränderung zu dokumentieren. Im Laufe der Zeit wird alles etwas leichter und so ist es hier auch. Wenn Ihr Kind in die Pubertät kommt, hat es sehr viel mit seinem Körper zu tun. Unabhängig von Diabetes wird es einiges geben, was sich verändert und umstellt. Hier zählen das Verständnis und die Unterstützung der Familie.

Man muss natürlich immer im Hinterkopf behalten, dass es auch noch eine Erkrankung gibt, die dem Kind oder jungen Erwachsenen zu schaffen macht. Die Aufklärung über diese Krankheit steht im Kindesalter im Vordergrund. Denn wie soll ich verstehen, warum andere ein Stück Schokolade essen oder ein Schluck Cola trinken dürfen, während man draußen spielt, ich jedoch erst nach Hause muss und mir Insulin spritzen muss. Ein wichtiger Punkt ist hierbei auch die Unterstützung und das Verständnis der anderen Eltern und unter Umständen auch das der anderen Kinder.

So ist man nicht gezwungen, das Kind beim Spielen mit fünf oder sechs Jahren dauerhaft zu „beobachten". Wie läuft es auf Kindergeburtstagen ab? Eigentlich ganz einfach: die Eltern des Kindes auf die Erkrankung aufmerksam machen und ihnen unter Umständen ein Merkblatt mitgeben, wie auf was und wann zu achten ist. Die Freunde aus meiner Kindheit wussten auch immer direkt über diese Erkrankung Bescheid, sodass vonseiten der Kinder Rücksicht geboten wurde. Wenn das Alter erreicht ist, in dem mein Kind in die Grundschule geht und es auch da schon Diabetes diagnostiziert bekommen hat, ist es wichtig, den Lehrern davon zu berichten. Es gibt Notfallspritzen, die im Kühlschrank des Lehrerzimmers oder im Sekretariat gelagert werden können.

Natürlich kann nicht jeder Lehrer in seinem Studium auf solche Fälle vorbereitet werden, doch viele besuchen während ihrer Lehrzeit eine Diabetes-Fortbildung und werden somit nicht mit etwas Neuem konfrontiert. Bringen Sie Ihrem Kind immer die Unterstützung entgegen, die es benötigt, und seien Sie auch einmal hartnäckig, wenn es um Ideen einer Diabetes-Schulung oder einer Pumpentherapie geht. Viele Kinder und Jugendliche sind erst einmal nicht sehr überzeugt davon, ihre Gewohnheiten abzulegen, doch auch eine mögliche Pumpentherapie kann dem Kind oder Jugendlichen das Leben erleichtern.

Informieren Sie sich bei Ihrer Krankenkasse, denn auch da gibt es oftmals Angebote, um mit anderen Betroffenen in Kontakt zu treten. Im Zeitalter von Social Media gibt es natürlich eine Menge Möglichkeiten, Kontakte zu anderen zu suchen oder sich über die Erkrankung und Auswirkungen bei anderen zu informieren. Viele Menschen besitzen auch bereits ein Podcast, in dem sie regelmäßig über Diabetes reden.

Für Kinder kann es sehr wichtig sein, sich mit anderen auszutauschen, die verstehen können, wie es sich fühlt. Hier können auch Ängste und Sorgen ausgetauscht werden und Erfahrungen gesammelt werden, wie es andere in ihrem Alltag handhaben. Und vertrauen Sie Ihrem Kind, denn Ihr Kind weiß am besten, wie es auf den Körper reagiert. Lesen Sie sich in einige Foren ein und sammeln auch Sie Erfahrungsberichte von anderen Eltern, Geschwistern oder Partnern. Wenden Sie sich immer an Ihren Arzt, sollte Ihnen etwas unklar sein.

Und wenn Sie merken, dass Ihr Kind sich bei dem Arzt nicht wohlfühlt, dann wechseln Sie den

Arzt, denn Vertrauen und Verständnis ist ein Grundbaustein eines Diabetologen. Helfen Sie Ihrem Kind dabei, die Krankheit zu akzeptieren und zu verstehen, und halten Sie als Familie zusammen. Informieren Sie sich ausreichend über die Erkrankung, die Folgen und mögliche Notfallsituationen, denn wer Bescheid weiß, fühlt sich sicherer. Bedenken Sie, dass Ihr Kind kein rohes Ei ist, und denken Sie nicht immer nur an den HbA1c-Wert.

Bei Kindern mit Diabetes kann es in einigen Situationen zu bestimmten Rechtsfragen kommen. Zum Beispiel gibt es hinsichtlich des Führerscheins einige Dinge, die zu beachten sind. Aber auch bei Blutspenden oder der Möglichkeit auf ein Tattoo sind spezifische Kriterien sehr wichtig. Wenn Ihr Kind den Führerschein machen möchte, besteht natürlich immer das Risiko einer Unterzuckerung während der Autofahrt. Allgemein betrachtet zählt die Erkrankung Diabetes nicht zu den Gründen, einem Menschen die Fahrerlaubnis zu entziehen.

Doch sollte es innerhalb der letzten 12 Monate zu einer Unterzuckerung gekommen sein, die nicht im Schlaf aufgetreten ist und nicht ohne ärztliche Hilfe stabilisiert werden konnte, sollte man darüber nachdenken, ob man das Fahrzeug nicht einmal einige Zeit stehen lässt und abwartet, ob solch eine extreme Unterzuckerung erneut auftritt. Denn bei einer Unterzuckerung besteht nicht nur die Gefahr der Ohnmacht, sondern auch Fähigkeiten, wie zum Beispiel die Konzentration, Aufmerksamkeit und Reaktionsgeschwindigkeit, nehmen ab. Es ist von Vorteil, wenn man immer Kohlenhydrate für den Notfall bei sich trägt und vor Fahrtantritt den Blutzucker misst.

Sollte man ein Unwohlsein während der Fahrt verspüren, kann man anhalten, den Blutzucker messen und dementsprechend mit den Notfallkohlenhydraten interagieren. Ist der Blutzucker vor Fahrtantritt ausgesprochen niedrig, sollte man sich nicht ans Steuer setzen, sondern erst einmal warten, bis sich der Blutzucker erneut stabilisiert hat. Möchte man eine Fahrerlaubnis beantragen, besitzen die zuständigen Behörden das Recht, ein medizinisches Gutachten erstellen zu lassen.

Diese Kosten muss man allerdings selbst tragen und sie können zwischen 400 und 2500 Euro variieren, daher ist es wichtig, sich vorher über die möglichen Kosten zu informieren. Bei einem Führerscheinantrag ist man verpflichtet, Erkrankungen anzugeben, die eine Fahrtüchtigkeit beeinflussen könnten. Tut man das nicht, kann es im Laufe des Lebens zu Schwierigkeiten kommen, sollte man aufgrund dieser Erkrankung einen Unfall haben.

Setzen Sie sich mit Ihrem Arzt zusammen und informieren Sie sich über mögliche Kosten eines Gutachtens oder über Möglichkeiten, diesem Gutachten vor zu wirken. Leider gibt es immer noch Berufsgruppen, die einem Menschen mit Diabetes verwehrt bleiben, beispielsweise die Berufsgruppe des Soldaten oder des Polizisten. In der Regel ist einem Menschen mit Diabetes Mellitus auch der Beruf des Piloten verwehrt.

Leider besteht auch für Menschen mit Diabetes nicht die Möglichkeit der Blutspende, denn es ist noch nicht ganz von der Hand gewiesen, dass die Diabetes-Erkrankung durch das Spenden von Blut an den Empfänger übertragen wird.

Erfahrungsbericht eines Betroffenen

Ich habe einen guten Freund von mir gebeten, mir einiges über sein Leben mit Diabetes zu berichten. Sie bekommen ebenso einen Erfahrungsbericht meinerseits und können diese zwei Berichte miteinander vergleichen. Es wird sicherlich einige Unterschiede geben, aber im Umgang mit der sozialen Umwelt werden wir einige Parallelen sehen. Er hat seine Diagnose im Jugendalter bekommen und ist nun 22 Jahre alt.

Ich habe meine Diagnose des Diabetes Mellitus im Jugendalter bekommen und musste erst einmal lernen, damit umzugehen. Natürlich war es schwierig, diese Diagnose zu verarbeiten, während man gerade zu einem jungen Erwachsenen heranwächst. Das Leben ist, was passiert, während du dabei bist, Pläne zu machen. Bei mir äußern sich keine Unterzuckerungen ab einem Blutzuckerwert zwischen 90 und 80. Ich nehme dann ein leichtes Unwohlsein wahr und bekomme ein sehr starkes Hungerempfinden. Vergleichen könnte man es in etwa mit Heißhungerattacken. Ab einem Blutzucker von 70-60 fange ich an und werde kaltschweißig.

Ich fange an, zu zittern, und werde sehr unruhig. Meine Sinne werden heruntergefahren und ich nehme meine Umgebung nur noch gedämpft oder ungenauer wahr. Bei meinen Überzuckerungen merke ich ab einem Blutzuckerwert von 200-250, dass ich langsam müde und unaufmerksamer werde. Ab 300+ bekomme ich dann Kopfschmerzen und ein starkes Durstgefühl. Infolgedessen muss ich auch öfter Wasser lassen. Ich habe von der Autorin die Frage gestellt bekommen, wie denn mein Umfeld mit meiner Erkrankung umgehe, und ich musste verwundert feststellen, dass ich mir darüber noch nie so richtig Gedanken gemacht habe.

Es war wohl einfach viel zu selbstverständlich für mich, wie mein Umfeld darauf reagiert. Meine Freunde gehen mit der Erkrankung eigentlich

*ziemlich gut um. Sie achten darauf, dass ich regelmä-
ßig Blutzucker messe und Insulin spritze. Auch, ob ich
meine Gerätschaften immer dabei habe, wird von
ihnen kontrolliert. Sie fragen mich oft nach meinen
Werten und geben mir wirklich das Gefühl, an mir und
meiner Erkrankung interessiert zu sein. Sollte ich einmal eine Unterzuckerung verspüren oder zu spät be-
merken, wissen sie auch jederzeit sofort, was ich benö-
tige, und bringen es mir. Am Anfang hat es mich etwas
verunsichert, mir in der Öffentlichkeit mit meinem Insulin Pen meine Einheiten zu spritzen. Oft war es
schwierig, den komischen Blicken aus dem Weg zu gehen oder sie zu ignorieren, doch mittlerweile weiß ich,
dass es für mich eben einfach lebensnotwendig ist und
erstaunte Passanten diese Begegnung schnell wieder
vergessen.*

*Wenn es Menschen interessiert, was ich da tue,
können sie mir gerne jederzeit die Frage stellen und
ich beantworte sie. Wenn sie es nicht tun, muss ich mir
darüber auch keine Gedanken machen. Ich spüre zurzeit, dass die Erkrankung bereits ein paar Folgen nach
sich zieht. Denn aufgrund der Pubertät habe ich mich
schwergetan, die Erkrankung zu akzeptieren und die
Konsequenzen aus meinem Handeln zu verstehen. Dieses Verständnis kam leider sehr spät und hat einige
schlechte Blutzuckerwerte nach sich gezogen.*

Mittlerweile bin ich sehr gut eingestellt, doch ich habe bereits vor ein paar Wochen bei einem Kontrolltermin gesagt bekommen, dass mein Sehvermögen langsam immer weiter abnimmt und ich wohl bald eine Brille benötigen werde.

So. Ich hoffe, ich konnte Ihnen einen relativ guten Einblick in diese Erkrankung geben und es war interessant für Sie, einmal zu hören, wie es für einen Betroffenen ist, der diese Erkrankung im Jugendalter bekommen hat.

Mein Leben mit Diabetes

Nachdem wir nun sehr viel Neues über Diabetes gelernt und auch einen Erfahrungsbericht eines Diabetikers gehört haben, möchte ich Ihnen nun mein Leben mit Diabetes vorstellen.

Ich bin 22 Jahre jung und habe meine Diagnose im Dezember 2001 erhalten. Ich bin das jüngste von vier Kindern. Meine Mutter brachte mich damals ins Krankenhaus, weil sie vermehrt feststellte, dass ich bis zu 6 Liter am Tag trank, und das Resultat daraus war, dass ich sehr oft auf Toilette gehen musste.

Zu diesem Zeitpunkt war sie ambulante

Krankenschwester und kannte sich bereits mit diesem Krankheitsbild aus. Nachdem einige Tests gemacht wurden, stand fest, dass ich noch einige Tage im Krankenhaus bleiben musste, drei Wochen vor Heiligabend. An diese Zeit kann ich mich nicht wirklich gut erinnern, da ich zu besagtem Zeitpunkt erst drei Jahre alt war. Ich kann mich noch an einige Situationen erinnern und versuche, sie so gut es mir möglich ist zu beschreiben. Meine Mutter hatte immer ein Feldbett im Zimmer stehen und schlief jede Nacht erneut bei mir im Zimmer.

Meine Familie brachte mir so viele Kuscheltiere, dass ich heute mit 22 immer noch einige ausfindig machen kann. Meine Zimmergenossin hatte ebenfalls die Diagnose Diabetes und war im gleichen Alter. Auch ihre Mutter wich ihr nicht von der Seite. Am 6. Dezember bekam ich dann das erste Mal Besuch und durfte mich von der Kinderstation entfernen. Meine Familie überraschte mich mit Kuscheltieren und Weihnachtsgeschichten – und natürlich auch mit Weihnachtsgebäck.

Das nahm mein behandelnder Arzt als Anlass, einmal zu bestimmten, wie viele Insulineinheiten ich dafür benötigen würde. Als ich nach einigen Wochen nach Hause kam, übten meine Geschwister bereits fleißig an meinem Kuscheltier, wie man Spritzen richtig setzt. Das war natürlich total interessant. Ich hatte sehr lange Zeit Respekt davor, mir meine Insulineinheiten selbst zu spritzen, aber das war nicht schlimm, denn meine Eltern zeigten Verständnis dafür und ließen mir die Zeit, die ich dafür benötigte.

Ich hatte damals einen Arzt, der mich absichtlich unterzuckern ließ, um meinen Eltern verdeutlichen zu können, auf was sie achten müssen und wie ich mein Verhalten bei einer Unterzuckerung verändern würde. Als Mutter kennt man sein eigenes Kind natürlich sehr gut und man weiß auch, wann etwas nicht stimmt. So war es auch bei meiner Mutter. Wenn wir durch die Stadt liefen oder gemeinsam unterwegs waren, hielt sie mich immer an der Hand.

Denn ich hatte einen starken Kraftverlust bei einer Unterzuckerung und lockerte immer meinen Griff in ihrer Hand, wenn eine Hypoglykämie drohte. In meiner Familie wurde jeder von meiner Mutter darin geschult, was gemacht werden muss, wenn eine Ohnmacht bei mir eintritt. Auch meine Großeltern waren sehr interessiert daran, zu erfahren, was ich essen durfte „und was nicht".

Es war natürlich nicht einfach, in einem recht hohen Alter noch das Verständnis für eine Erkrankung aufzubringen. Oftmals stellten sie mir die Frage, was ich denn essen dürfe und was nicht. Es fiel ihnen schwer, zu verstehen, dass ich anders als bei Typ 2 nicht direkt auf meine Ernährung achten, sondern nur das Insulin darauf abstimmen muss. Als Typ-1-Diabetikerin benötigst du als Kind sehr viel Aufmerksamkeit deiner Eltern.

Das kann für viele Geschwisterkinder zum Problem werden. So natürlich auch für meine, doch dazu komme ich später. Ich muss ehrlich sagen, dass ich heute richtig froh darüber bin, dass ich eine sehr tolerante Erziehung genießen durfte. In meiner Kindheit haben sich alle Eltern meiner Freunde über Diabetes selbstständig aufgeklärt oder meine Eltern gefragt, auf was sie achten sollen. Auch meine Freunde wurden entsprechend dem Alter über Diabetes Mellitus aufgeklärt und verstanden, was es bedeutet, den Freunden gegenüber tolerant zu sein. Spielte ich mit einer meiner Nachbarinnen draußen auf der Straße, hatten uns viele aus der Nachbarschaft im Blick, sodass nicht immer meine Eltern hinterherrennen mussten.

Auch meine Nachbarin selbst wusste in etwa, was zu erledigen war, wenn ich unterzuckert bin. Wenn sie etwas essen wollte, hat sie gewusst, dass ich es nicht einfach essen darf, und ist erst mit mir zu meinen Eltern gegangen, um etwas zu essen zu holen oder zu spritzen, bevor sie selbst etwas holte.

Auch in der Schule oder im Kindergarten hatte ich nie Probleme damit. Ich bin zum Glück in einer kleinen Ortschaft aufgewachsen und da kannte man sich. Es stand damals gar nicht zur Debatte, dass ich in einen anderen Kindergarten gehen sollte als der in unserer Ortschaft.

Leider war das nicht so einfach möglich, ohne dass es eine Kindergärtnerin gab, die eine Schulung über Diabetes machte. Aber das war kein Problem, denn wie schon erwähnt, kannte man sich untereinander und zeigte eine hohe Einsatzbereitschaft. Auch in der Grundschule stellte meine Erkrankung keinerlei Schwierigkeiten dar. Die Kinder, mit denen ich aufgewachsen bin, waren gemeinsam mit mir in einer Klasse und meine Klassenleitung stellte sich auch freiwillig zur Verfügung, eine Schulung zu absolvieren. Meine Notfallspritze lag immer bereit im Kühlschrank des Lehrerzimmers und ich wusste, wie und wann ich meinen Blutzucker messen musste. Geburtstage von anderen Kindern waren manchmal noch etwas gewöhnungsbedürftig und stellten auch in Bezug auf Unterzuckerungen eine große Herausforderung dar. In der ersten Zeit war mein Vater oder meine Mutter jederzeit zu erreichen, doch auch die Eltern der anderen Kinder achteten sehr darauf, bei selbstgemachtem Kuchen eine genaue Angabe der BE machen zu können und zuckerfreie Getränke zu kaufen.

Als ich dann auf die weiterführende Schule kam, begannen auch schon, einige kleine Probleme aufzutauchen. Unter anderem kam ich in die Pubertät und hatte ab diesem Zeitpunkt sehr mit meiner Erkrankung zu kämpfen. Ich musste über meinen Schatten springen und anfangen, meine Insulininjektionen selbst zu setzen. Ab diesem Zeitpunkt bekam ich auch immer mehr Probleme mit meinem behandelnden Arzt, auch wenn dieser mich schon seit mehreren Jahren begleitete, hatte ich oft das Gefühl des Unverständnisses.

Einen neuen Arzt zu finden, war zu diesem Zeitpunkt noch recht schwer, denn auf dem Land war diese Spezifikation noch nicht sehr verbreitet. Nach und nach rutschte ich immer mehr in eine Abwärtsspirale und fing an, mich immer weniger um meine Krankheit zu kümmern. Ich lebte praktisch so, als würde sie gar nicht existieren. Natürlich versuchten meine Eltern, zuhause immer zu gucken, dass ich alles gewissenhaft erledige, doch war ich unterwegs, konnten sie das nicht. Ich war zunehmend immer schlechter eingestellt, was sich langsam, aber sicher auch in meinen Schulnoten bemerkbar machte. Als ich in der achten Klasse war, kam eine

Klassenkameradin und Freundin von mir mit dem Verdacht auf Diabetes ins Krankenhaus. Ihren Eltern und ihr war bewusst, dass es einfach reiner Zufall war, andere hingegen fingen an, zu reden – darüber, dass ich sie angesteckt hätte, dass ich ihr das angetan hätte.

Wie Jugendliche in dem Alter eben so sind. Doch sie stand weiterhin zu mir und ließ die anderen einfach reden. Das half mir dabei, diese Aussagen auch irgendwann einfach zu überhören und zu ignorieren. Dann begann die Zeit, in der ich auch einmal allein ins Kino ging oder eben einmal ein paar Tage bei Freunden übernachten wollte. Meine Eltern haben sich aus diesem Grund immer wieder Gedanken gemacht, auch wenn ich mich regelmäßig bei ihnen meldete. Aber als Elternteil macht man sich immer Gedanken um die eigenen Kinder, ob mit Krankheit oder ohne.

Meine Mutter tauschte sich natürlich auch mit anderen betroffenen Eltern aus und hörte so von einer neuen Insulinpumpe, die in Deutschland zu dem Zeitpunkt neu auf den Markt gebracht wurde. Wir unterhielten uns sehr lange über die Möglichkeit einer Insulinpumpentherapie und vor allem über die Vor- und Nachteile. Ich bin ein sehr tollpatschiger Mensch und hatte große Angst vor einer

Insulinpumpe mit Schlauch. Wir fuhren in eine weiter entfernte Klinik und ließen uns beraten. Im Laufe des Gesprächs konnten mich die Ärzte überzeugen und meine Eltern und ich entschieden uns dazu, eine Insulinpumpe in Betracht zu ziehen. Es brachte natürlich die Vorteile mit sich, dass ich alles immer bei mir hatte und nichts vergessen konnte. Außerdem wurde es einfacher, in der Öffentlichkeit Insulin zu spritzen, ohne dass es jemand direkt mitbekam. Die Einstellung wurde ambulant gemacht und erfolgte über ungefähr 2 Wochen.

Wir hatten große Bedenken, dass meine Schule nicht damit einverstanden wäre, mich zwei Wochen vom Unterricht zu befreien, doch nachdem wir mit der Direktorin gesprochen hatten und ihr alles genau erläuterten, stimmte sie zu. Die Einstellung konnte so gelegt werden, dass ich nur eine Woche Schule verpassen würde, denn die andere Woche fand innerhalb der Ferien statt. Das war auch eigentlich sehr gut so, denn wie es oft mit neuen Dingen ist, läuft es nicht immer alles direkt so super. In den ersten Tagen wurde ich erst einmal an die Pumpe herangeführt, habe gezeigt bekommen, wie sie aussieht und wie sie befestigt wird.

Dann haben wir uns damit beschäftigt, wie ich meine Kohlenhydrate ausrechne und den

Insulinbedarf in der Pumpe berechnen lasse. Meine Eltern mussten sich mit den Ärzten zusammensetzen, um ein Schreiben für meine Krankenkasse aufzusetzen. Denn eine dauerhafte Therapie mit Insulinpumpen kann ganz schön teuer werden, aufgrund der Utensilien, die man für diese Insulinpumpe benötigt. Zu dieser Zeit waren die Krankenkassen noch nicht sehr überzeugt von dieser Pumpe, da sie noch nicht so oft in Deutschland getestet wurde. Allerdings war es genau diese Pumpe, die ich wollte, da sie ohne Schlauch funktionierte. Als meine Krankenkasse immer noch nicht zustimmen wollte, wechselten meine Eltern die Kasse und bekamen direkt eine Zustimmung für die Therapie. In den letzten Tagen der Schulung bekamen wir die Pumpe an den Körper gesetzt und aktiviert – gefüllt mit Salzwasser, um zu verdeutlichen, wie es sich anfühlt, sie zu tragen.

Am Ende der Therapie äußerten meine Eltern Bedenken, denn die Pumpe habe ich entweder am Bauch oder aber am Oberarm getragen und sie hatten Angst, dass ich dadurch mein Selbstbewusstsein verliere, weil die Leute nicht wissen, was das ist. Heute kann ich sagen, dass ich dadurch nicht mein Selbstbewusstsein verloren, sondern gestärkt habe. Ich hatte viele Freunde, die sich intensiv mit der Insulinpumpe beschäftigten und interessiert daran waren. Ich wurde niemals von meinen Freunden im Stich gelassen, sondern immer verteidigt, wenn mich jemand schief anschaute oder dergleichen. Mein bester Freund achtet auf mich und meine Insulinpumpe wie auf ein kleines Kind.

Sollte einer der Pumpe zu nahe kommen und sie drohte, abzureißen, stellte er sich sofort vor mich. Dann begann die Zeit, in der ich interessiert daran war, Alkohol auszuprobieren, und sprach es bei meinem nächsten Arzttermin an. Gemeinsam mit meinen Eltern einigten wir uns darauf, dass ich erst einmal ausprobieren würde, wie sich mein Blutzucker verhält, wenn ich Alkohol trinke. Nach einiger Zeit des Ausprobierens wollte ich dann auch mit meinen Freunden weggehen und ich erklärte ihnen, auf was sie zu achten haben und wie sie auf mich aufpassen müssen. Ich kann voller Stolz sagen, dass ich niemals Freunde hatte, die mich im Stich gelassen haben – im Gegenteil. Sie wussten immer, wann es einmal an der Zeit wäre, Blutzucker zu messen oder aber Insulin zu spritzen. Ich konnte mich irgendwann auf mein Wissen und meinen Körper verlassen, sodass ich oftmals der Aufpasser für meine Freunde war.

Auch in der Zeit, in der ich meinen ersten Freund hatte, war das alles absolut kein Problem. Und das ist es bis heute auch nicht. Mein Partner achtet sehr auf mich und darauf, dass ich bei meinem nächsten Kontrolltermin gute Blutzuckerwerte und gute Schilddrüsenwerte habe. Denn ich habe infolge meines Vernachlässigens der Krankheit Probleme mit den Augen und eine Schilddrüsenerkrankung bekommen. Auch heute noch achten meine Freunde sehr stark darauf, wie ich mich verhalte und wie mein Blutzuckerwert ist. Mein bester Freund ist noch heute die Person, nach meinem Partner, der ich am meisten Vertrauen schenke.

Denn sie wissen beide, wie mein Verhalten sich bei einer Unterzuckerung verändert und welche Symptome ich bei einer Überzuckerung zeige. Innerhalb meiner Ausbildung habe ich nun eine junge Frau kennengelernt, die ebenfalls seit 2001 Diabetes Mellitus Typ 1 hat und auch Schwierigkeiten mit ihrer Einstellung hatte. Zusammen haben wir beschlossen, uns innerhalb der Ausbildung und natürlich darüber hinaus gegenseitig an das regelmäßige Messen und Spritzen zu erinnern. Sie hat mir vor einigen Monaten den Tipp gegeben, einen Libre Freestyle zu beantragen, also einen Sensor, den man an den Körper anbringt und mit dem man so den Blutzucker messen kann. Meine Ärztin stimmte dieser Idee sofort zu, da sie davon ausging, dass sich mein Blutzucker dadurch verbessern könnte. Und es war tatsächlich so.

Ich hoffe, ich konnte Ihnen mit meiner Geschichte zeigen, dass es auch für Menschen schwierig sein kann, die ihre Erkrankung eigentlich schon ein Leben lang haben. Es gibt immer Hürden, die man überwinden muss, aber es gibt auch immer Menschen, die einem dabei helfen oder ihre Unterstützung anbieten. Und sollte der Blutzucker Ihres Kindes einmal etwas höher sein als sonst, seien Sie nicht gleich sauer, es könnten auch andere Dinge dahinter stecken. Ein Leben mit Diabetes ist heutzutage einfach zu führen, das heißt aber nicht, dass es jedem leicht von der Hand geht.

Fazit

D iabetes Mellitus kann durchaus eine sehr komplizierte und schwierige Krankheit sein. Auch die Folgen einer schlechten Einstellung schrecken einen Menschen erst einmal ab. Allerdings kann man im Zeitalter von Social Media und Technik einen relativ normalen Alltag haben.

Die Unterstützung von Freunden und der Familie sowie von Partner und Partnerin ist sehr wichtig, denn nur dadurch kann man das Verständnis und die Akzeptanz entwickeln – ob für die Krankheit selbst oder aber für das Leben mit dieser Erkrankung. Ich hoffe, Sie haben einen besseren Einblick in das Leben mit Diabetes und den Zusammenhalt der Gesellschaft bekommen.

Herstellung und Verlag:

BoD – Books on Demand, Norderstedt

ISBN: 9783753404844

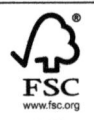